이름 말하기

야채와 과일의 이름을 말하고 경험을 말해보세요.

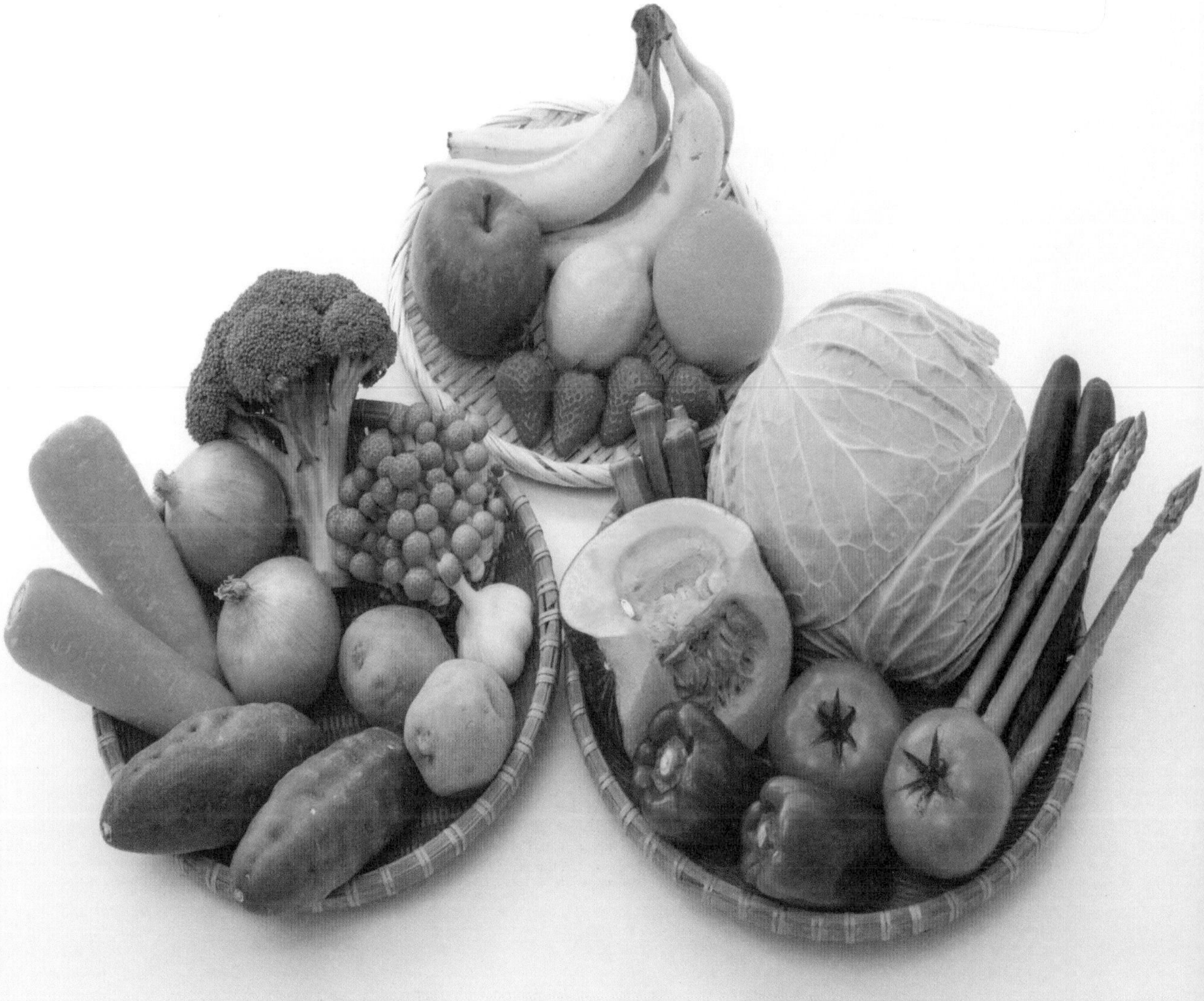

같은 모양찾기

모양이 같은 것을 찾아보세요.

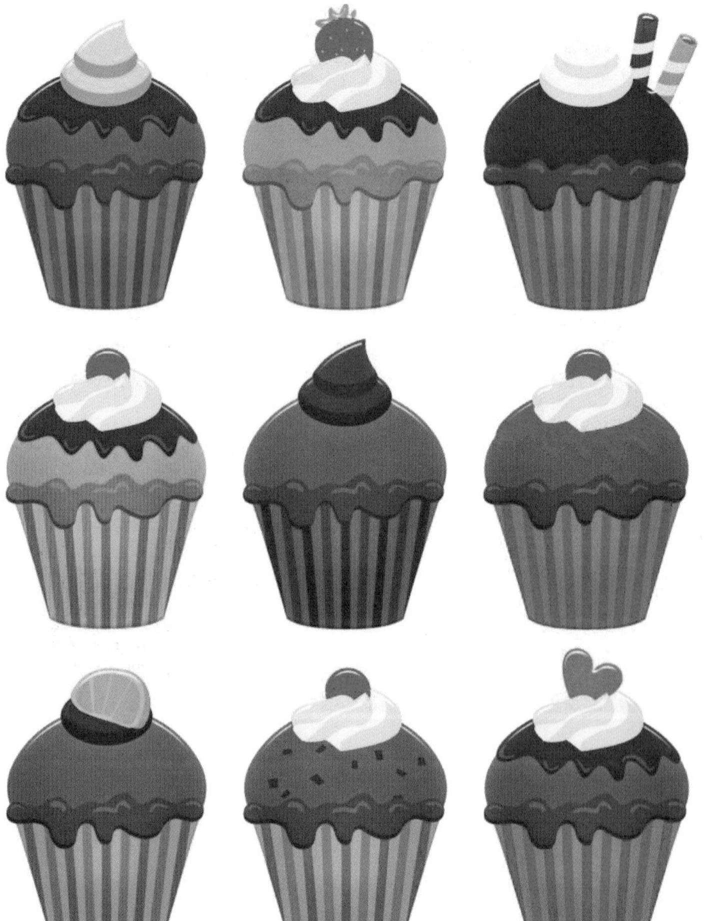

꽃 세어보기

꽃은 몇 송이인가요?

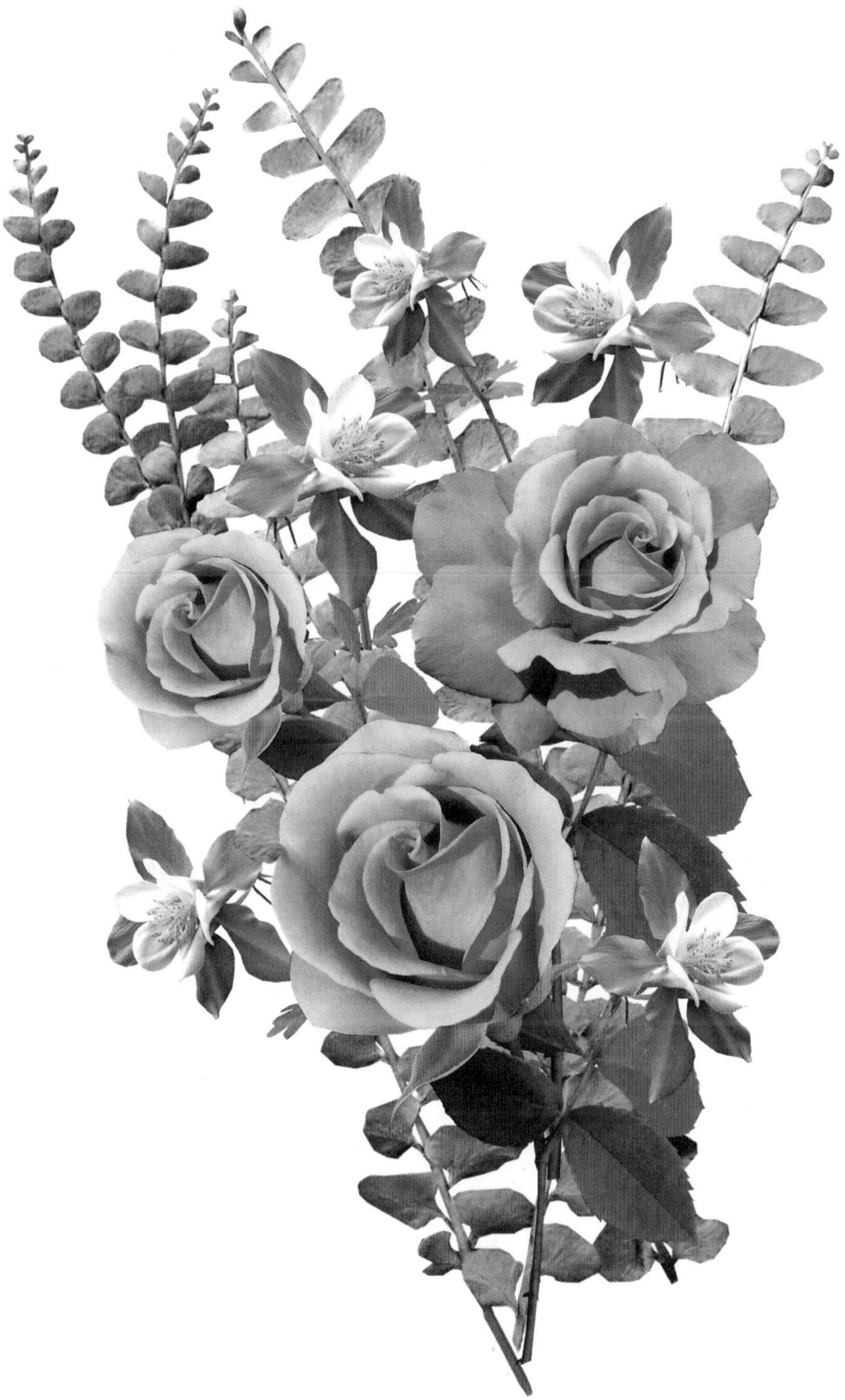

색칠하기

마음에 드는 색으로 색칠해보세요.

미로찾기

새가 둥지를 찾아가게 해보세요.

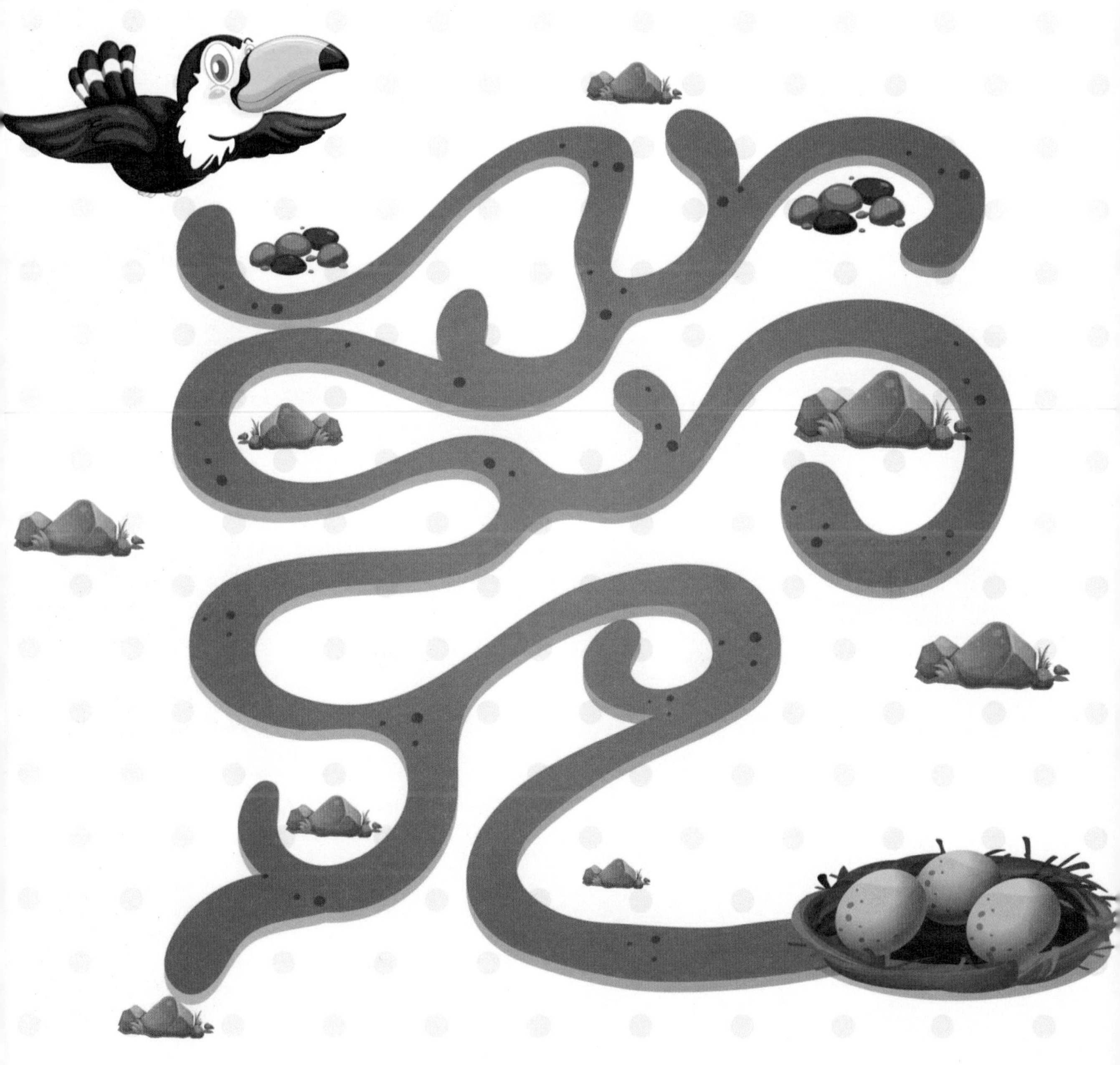

그림자 찾기

같은 그림자를 찾아보세요.

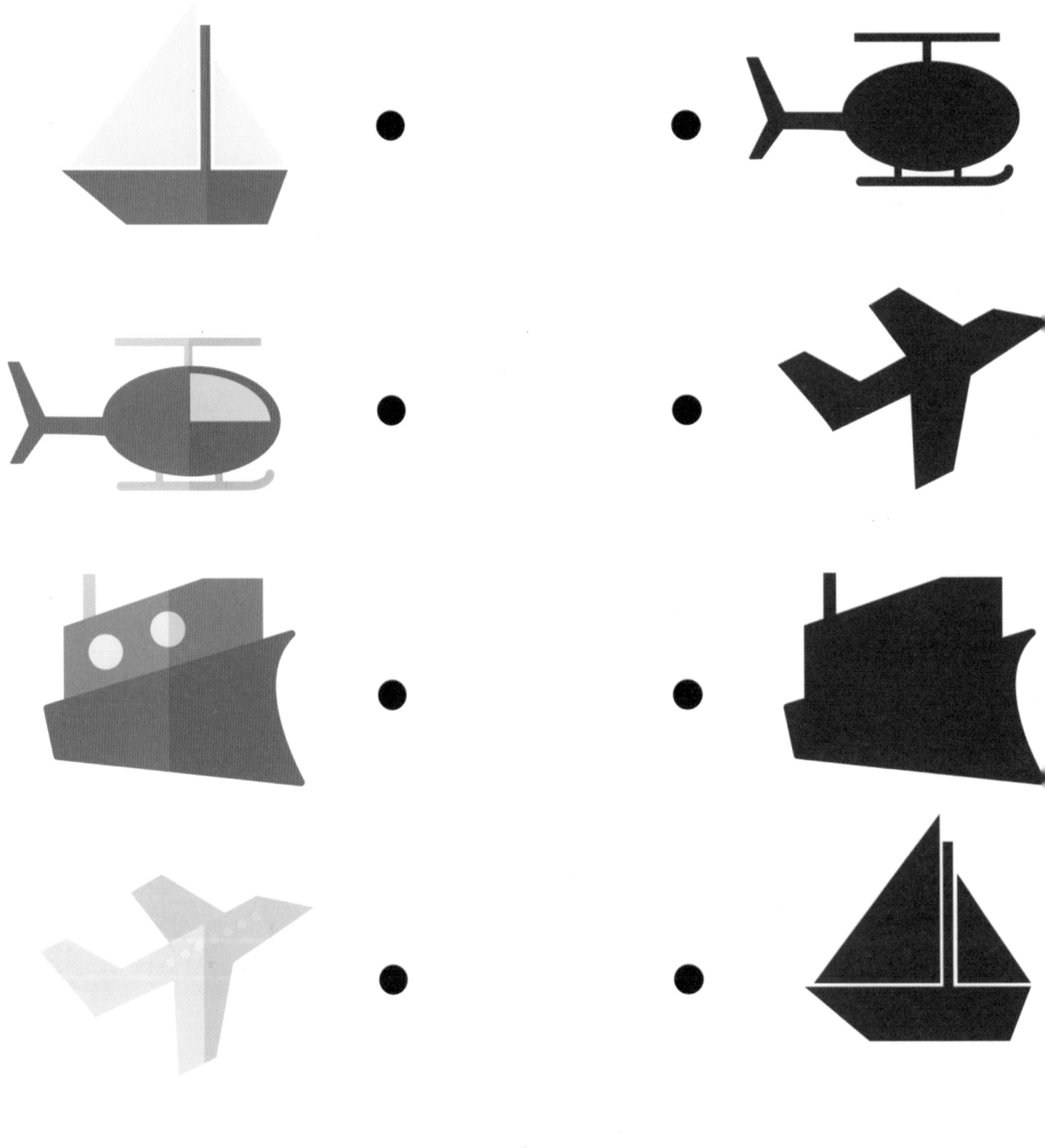

다른 그림 찾기

다른 그림 5곳을 찾아보세요.

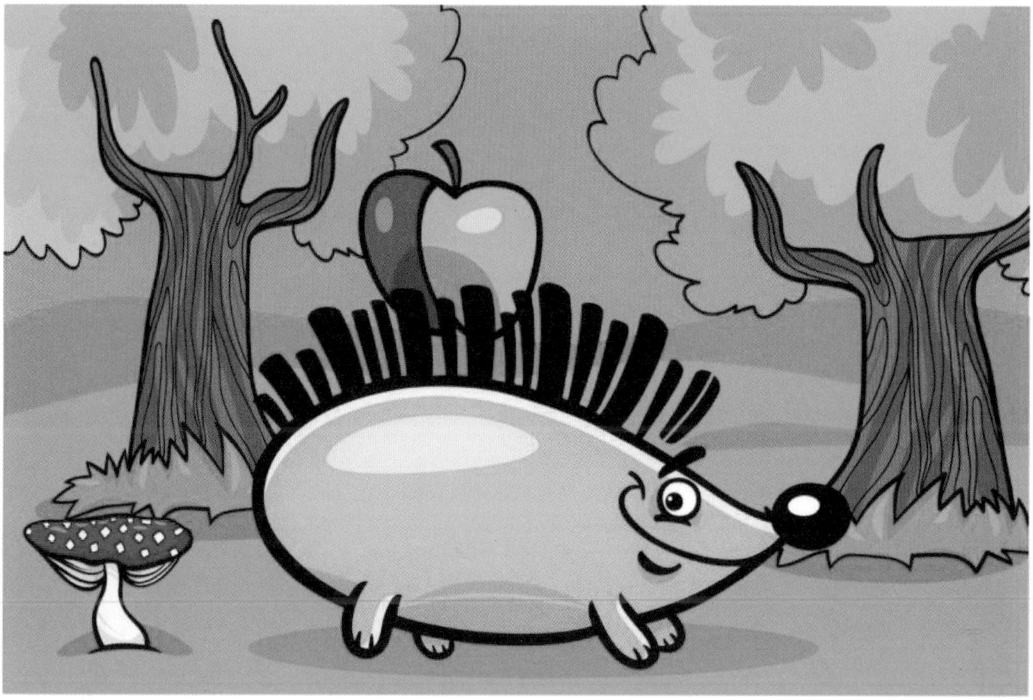

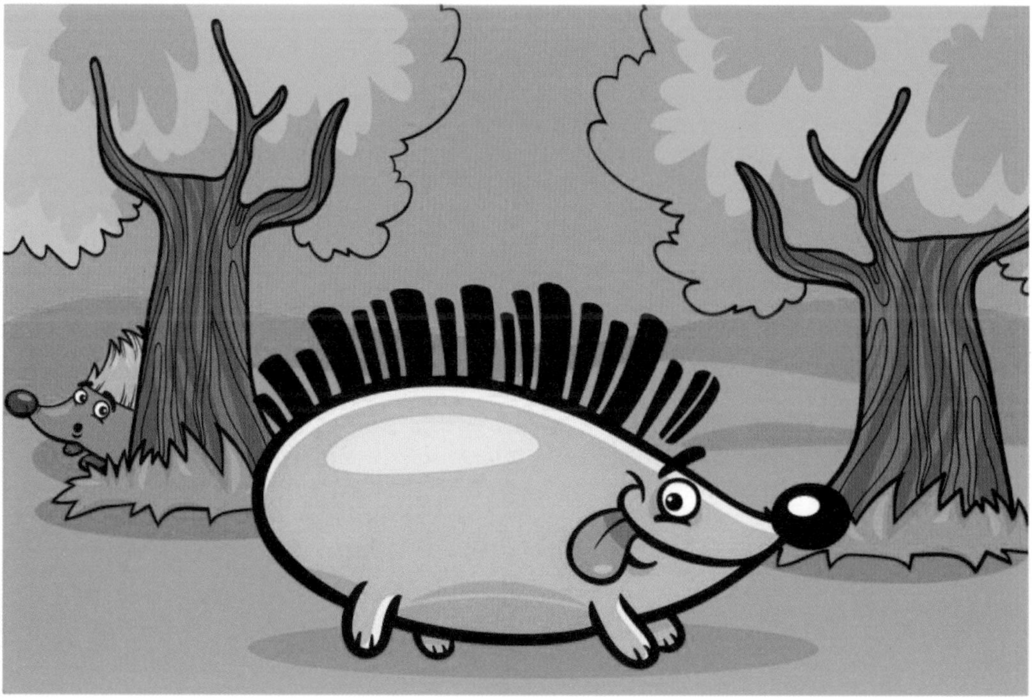

같은 그림 연결하기

같은 그림을 찾아 연결해보세요.

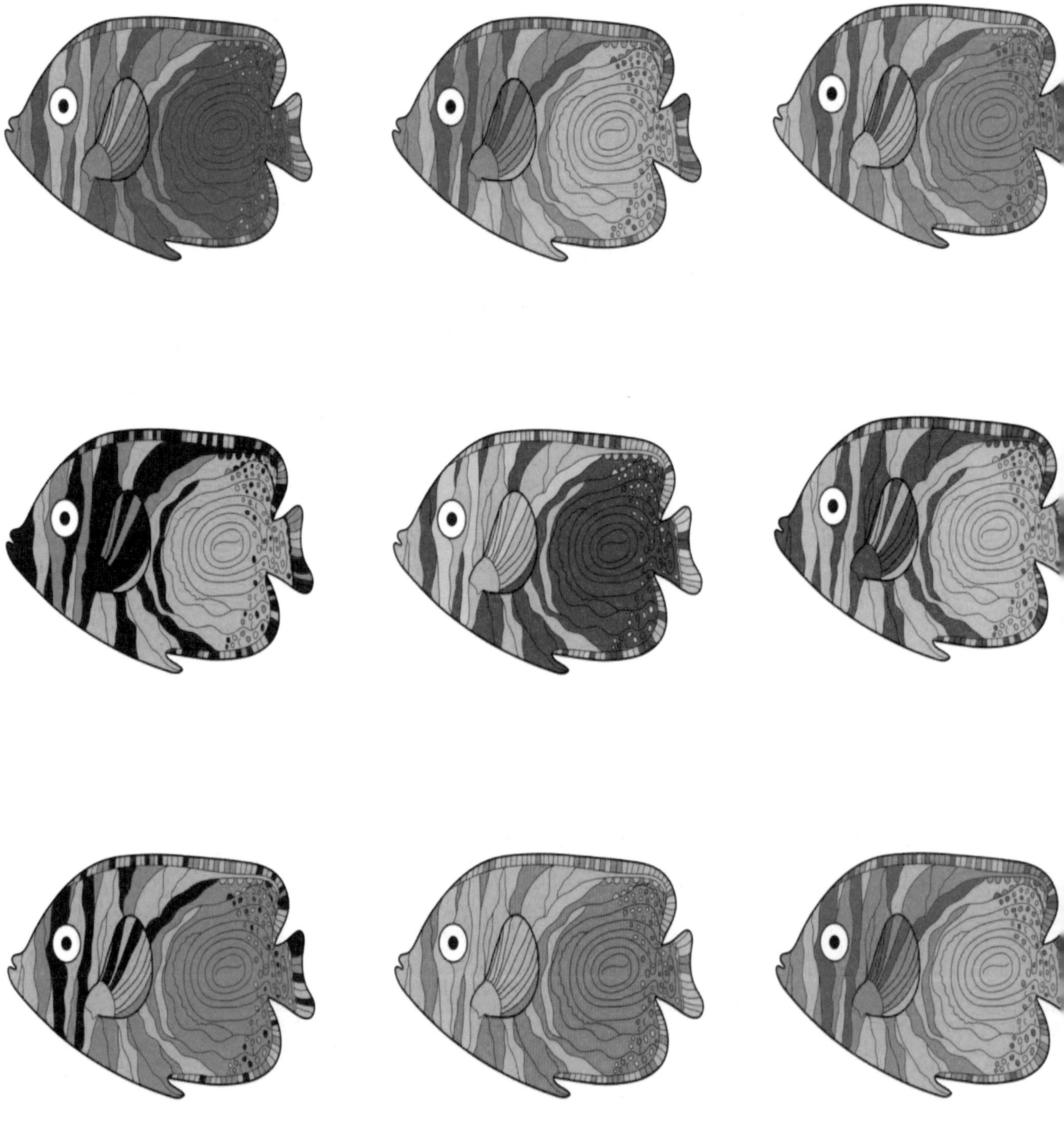